AF611502

DE
L'HYDROTHÉRAPIE
DANS LES
TROUBLES CARDIOVASCULAIRES

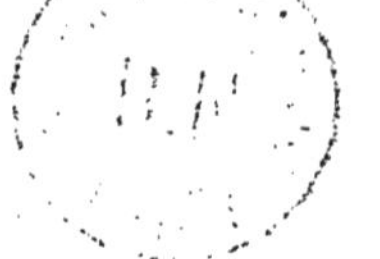

PAR

Le Dr PARISET

DOCTEUR ÈS SCIENCES DE L'UNIVERSITÉ DE PARIS
DIRECTEUR DES SERVICES HYDROTHÉRAPIQUES
A L'ÉTABLISSEMENT THERMAL DE VICHY

PARIS
MASSON & Cie, ÉDITEURS
LIBRAIRES DE L'ACADÉMIE DE MÉDECINE
120, boulevard Saint-Germain (6e)

1907

DE

L'HYDROTHÉRAPIE

DANS LES

TROUBLES CARDIOVASCULAIRES

PAR

Le Dr PARISET

DOCTEUR ÈS SCIENCES DE L'UNIVERSITÉ DE PARIS
DIRECTEUR DES SERVICES HYDROTHÉRAPIQUES
A L'ÉTABLISSEMENT THERMAL DE VICHY

PARIS
MASSON & Cie, ÉDITEURS
LIBRAIRES DE L'ACADÉMIE DE MÉDECINE
120, boulevard Saint-Germain (6e)

—

1907

DE
L'HYDROTHÉRAPIE
DANS LES
TROUBLES CARDIOVASCULAIRES

Dans un précédent article (*Journal de Physiothérapie*, février 1906) nous avons donné quelques exemples de l'influence de l'hydrothérapie sur certains troubles circulatoires; ces documents étaient un peu incomplets; aussi avons-nous repris la question cette année à l'Établissemet thermal de Vichy, dans le service d'hydrothérapie médicale qui nous y est confié. Ce sont ces résultats que nous nous proposons d'exposer ici tant au point de vue clinique qu'au point de vue physiologique, et pour en dégager des conclusions théoriques et pratiques aussi bien que des indications.

Méthode d'observation. — Ces résultats ont trait à des malades soignés à Vichy pour une cure thermale, par nos confrères de la station qui nous les ont confiés exclusivement pour les applications hydrothérapiques que nous avons toujours faites nous-même, et qui ont consisté essentiellement en douches en jet, auxquelles parfois s'ajoutaient des adjuvants tels que des bains d'air chaud, des bains de lumière.

Chez ces malalades nous avons examiné l'état de la circulation à plusieurs points de vue : *pression artérielle, tracé du pouls, fréquence du pouls.* A notre avis ces trois notions sont inséparables, si l'on veut bien connaitre l'état de la circulation d'un malade.

En effet la mesure de la pression artérielle seule fournit des chiffres qui n'expriment qu'une résultante : celle de la force de contraction du cœur opposée à la force de résistance des vaisseaux. Il est plus scientifique de chercher à connaitre chacun des éléments dont la somme fournit le chiffre de cette pression artérielle. Or la *pression artérielle totale,* ou plus exactement la tension artérielle totale mesurée en un point de la paroi d'un vaisseau par une des méthodes employées en clinique, se compose de la somme de deux pressions partielles : 1° la *pression constante,* qui est celle au-dessous de laquelle la pression du sang ne tombe jamais dans l'artère, au moment où l'observation est faite ; 2° la *pression variable,* qui est développée dans cette artère par l'onde systolique. On peut donc écrire Pression constante + Pression variable = Pression totale ou, en abrégé Pc + Pv = Pt (C'est ainsi que nous les désignerons dès maintenant).

Lorsque l'on connait la Pt, si l'on pouvait mesurer la Pc on aurait, par simple soustraction, le chiffre de la Pv.

Par une méthode que nous avons exposée l'année dernière (1), nous fournissons le moyen de connaitre à la fois ces trois chiffres ; avec l'emploi combiné du sphygmomanomètre de Potain et du sphygmographe de Dudgeon, modifié par nous. Malheureusement dans les recherches actuelles nous n'avons pu employer cette méthode, notre appareil ayant à subir une mise au point qui n'est pas encore définitive.

---

(1) *Société de Thérapeutique,* 14 février 1906.
Société de Biologie, février 1906.
Société médico-chirurgicale, mars 1906.
Presse médicale, mars 1906
Congrès de Médecine de Lisbonne, avril 1906.

Mais si nous ne fournissons pas les chiffres de la Pv et de la Pc, du moins donnons-nous leurs variations relatives. C'est en cela que le *tracé du pouls* nous a été utile en nous renseignant sur le sens et l'étendue de ces variations. En effet le tracé du pouls c'est l'expression imagée, l'inscription graphique de la systole cardiaque dans sa manifestation artérielle, c'est-à-dire de la Pv. La partie inférieure du tracé correspond à la partie supérieure de la Pc, et le sommet du tracé correspond à la Pt, de sorte que l'on pourrait obtenir le diagramme suivant, grâce à la méthode que nous rappelons plus haut (Fig. I.)

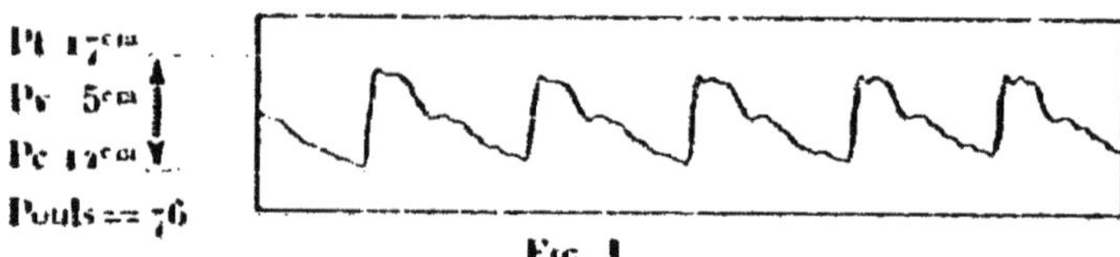

Fig. I.

Ce diagramme aurait l'avantage de montrer d'un seul coup et avec leur valeur en chiffres tous les éléments qui représentent la circulation, en même temps qu'un tracé qui par lui-même fournit au clinicien des interprétations que les chiffres donnés en regard précisent ou corrigent.

Ce diagramme serait surtout intéressant pour la comparaison des états différents de la circulation sous l'influence de ses modificateurs. On conçoit par exemple que la vaso-dilatation produite par une douche puisse transformer le diagramme précédent en celui-ci (Fig. II.)

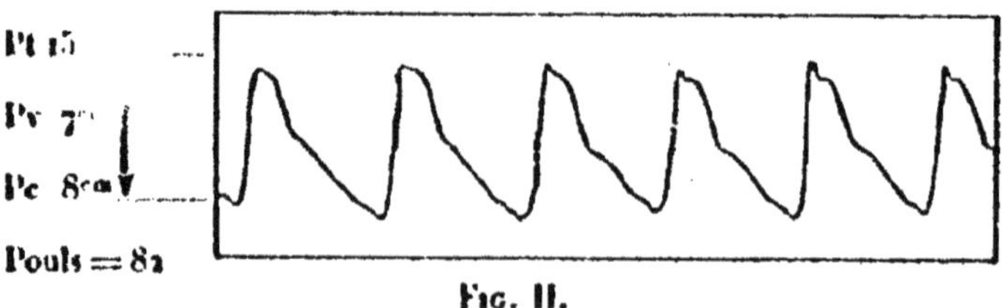

Fig. II.

En effet Pt a diminué parce que la résistance artérielle Pe a diminué, et Pv a augmenté parce que le travail du cœur est facilité par cette diminution de résistance, et que l'onde sanguine systolique soulève plus facilement et plus haut une paroi artérielle plus souple. En même temps le pouls augmente de fréquence.

Cette modification totale de la circulation est obtenue fréquemment en hydrothérapie, elle exprime une loi de physiologie émise par Marey et qu'on peut énoncer comme il suit : Lorsque la pression artérielle diminue, le nombre des pulsations augmente, parce que, disait Marey « le cœur bat d'autant plus fréquemment qu'il éprouve moins de peine à se vider ».

En un mot la fréquence des battements du cœur serait en rapport inverse avec le chiffre de la pression artérielle.

Cette loi de Marey n'est pas exacte dans tous les cas.

Et c'est pour cela précisément que nous l'introduisons ici, ayant remarqué qu'elle se vérifiait chez les sujets dont la circulation s'effectuait dans des conditions normales, et que sa non-vérification pouvait trouver une interprétation utile à la clinique.

La loi de Marey nous servira donc ici de guide, d'épreuve dans chacune de nos observations, et celles-ci seront classées en :

1° Observations confirmant la loi de Marey ;

2° Observations confirmant la loi de Marey en partie, ou en apparence ou ne la contredisant pas ;

3° Observations contredisant la loi de Marey.

Nos observations ont été faites sur chaque malade immédiatement avant la douche et 10 minutes après, de sorte que le malade n'avait subi aucune autre influence appréciable, et que les résultats obtenus expriment des variations limitées dans leur cause et dans leur étendue, comme ceux que fournissent les méthodes dites *parallèles* et qui offrent en physiologie tant de garanties.

RÉSULTATS OBTENUS

1° Mme P... Hôpital thermal de Vichy. Salle Grammont. Lit n° 33. 71 ans. Coliques hépatiques. Dyspnée d'effort.

a) 19 août. Pt 23. Pouls 84, après douche progressive (de 36° à 32°). Pt 21. Pouls 76.	Loi de Marey contredite.
b) 24 août. Pt 20. Pouls 76, après douche progressive. Pt 20. Pouls 76.	Pas de modification.
c) 27 août. Pt 21. Pouls 68, après douche progressive. Pt 20 Pouls 72.	Loi de Marey confirmée.
d) 6 7bre. Pt 19. Pouls 76, après douche progressive. Pt 17. Pouls 80.	Loi de Marey confirmée.

La cure à Vichy a produit chez cette malade une amélioration générale. Sa pression artérielle a diminué. Son poids a augmenté : 67 kilogs à l'arrivée, 68 kilogs au départ.

2° Mme Vve C... Hôpital thermal de Vichy. Salle Grammont. Lit n° 31. Coliques hépatiques. Coliques néphrétiques.

a) 19 août. Pt 22. Pouls 84, après douche progressive. Pt 20. Pouls 76.	Loi de Marey contredite.

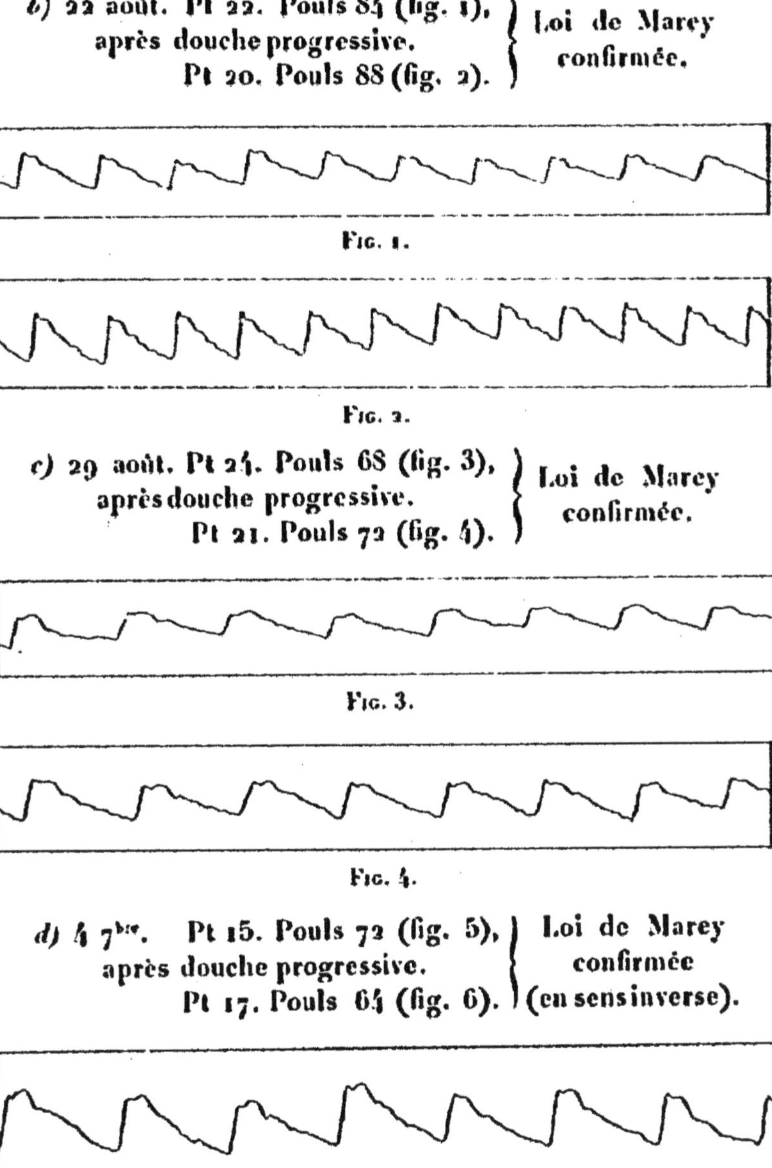

b) 22 août. Pt 22. Pouls 84 (fig. 1), après douche progressive. Pt 20. Pouls 88 (fig. 2). } Loi de Marey confirmée.

Fig. 1.

Fig. 2.

c) 29 août. Pt 24. Pouls 68 (fig. 3), après douche progressive. Pt 21. Pouls 72 (fig. 4). } Loi de Marey confirmée.

Fig. 3.

Fig. 4.

d) 4 7bre. Pt 15. Pouls 72 (fig. 5), après douche progressive. Pt 17. Pouls 64 (fig. 6). } Loi de Marey confirmée (en sens inverse).

Fig. 5

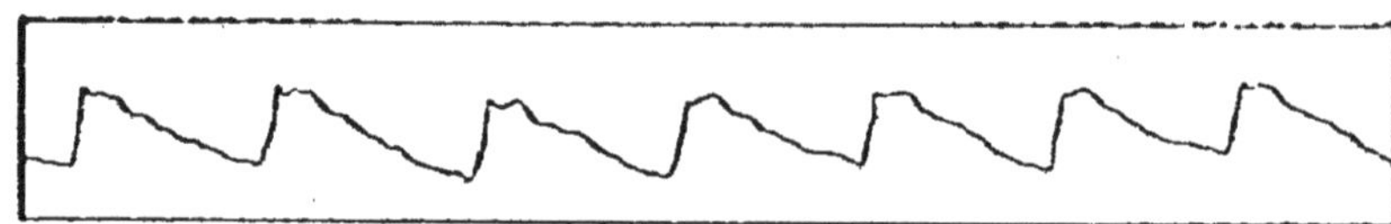

Fig. 6.

3° Mme R... Hôpital thermal de Vichy. Salle Grammont. n° 18. 49 ans. Coliques hépatiques. Migraines.

a) 19 août. Pt 23. Pouls 84, après douche progressive. Pt 18. Pouls 80.	}	Loi de Marey contredite.
b) 25 août. Pt 20. Pouls 88 (fig. 7), après douche progressive. Pt 18. Pouls 90 (fig. 8).	}	Loi de Marey confirmée.

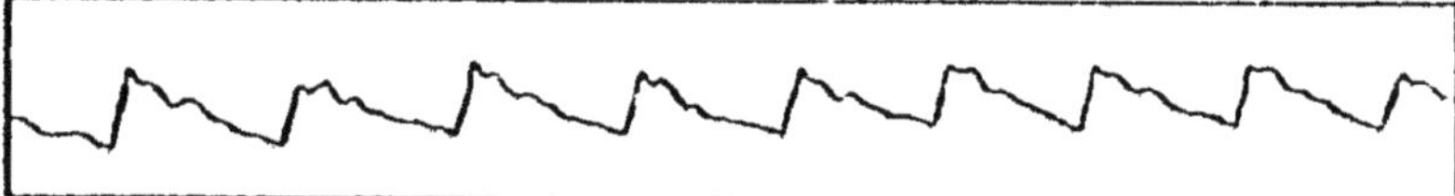

Fig. 7.

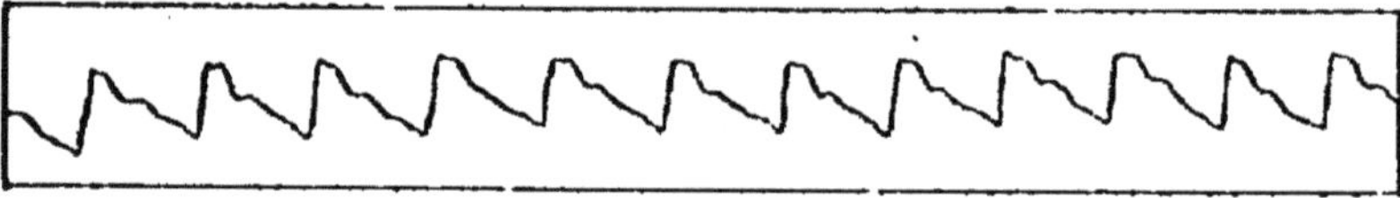

Fig. 8.

c) 30 août. Pt 20. Pouls 84 (fig. 9), après douche progressive. Pt 18. Pouls 88 (fig. 10).	}	Loi de Marey confirmée.

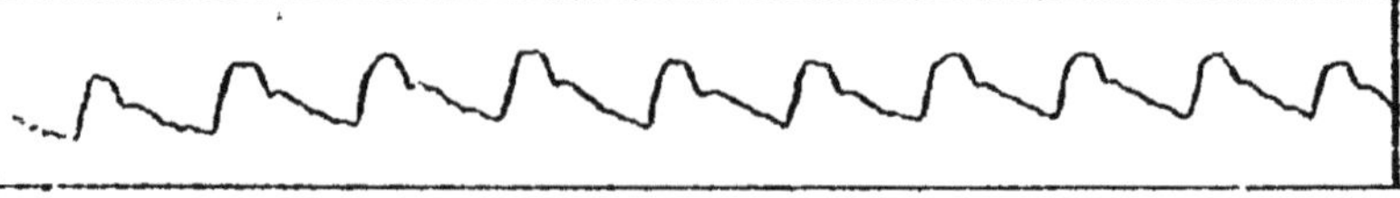

Fig. 9.

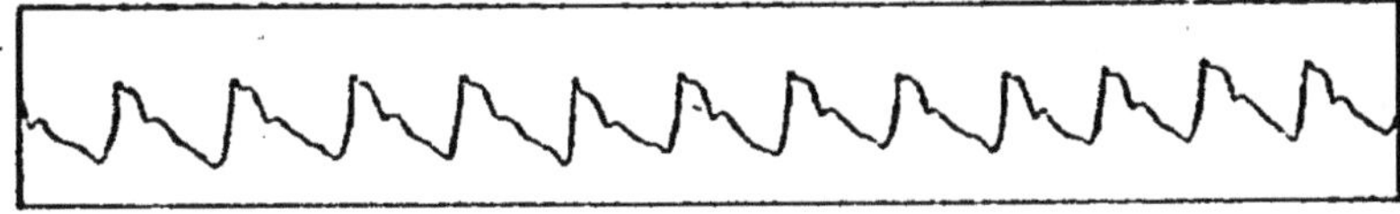

Fig. 10.

Amélioration par la cure thermale. Pression artérielle abaissée. Poids à l'arrivée : 54 kilogs, au départ 56 kilogs.

4° Mme T... Hôpital thermal de Vichy. Salle Grammont. n° 11. 59 ans. Coliques hépatiques. Insuffisance mitrale.

a) 28 août.	Pt 24. Pouls 84,	Loi de Marey
après douche	progressive.	confirmée.
	Pt 23. Pouls 92.	
b) 6 7bre.	Pt 22. Pouls 88,	Loi de Marey
après douche	progressive.	contredite.
	Pt 20. Pouls 84.	

Amélioration, bruits du cœur mieux frappés, souffle devenu à peine perceptible. Diminution de la pression artérielle. Poids à l'arrivée : 59 kilogs au départ 60 kilogs.

5° Mme Vve F... Hôpital thermal de Vichy. Salle Grammont, n° 34. Coliques hépatiques. Dyspnée d'effort. Palpitations. Pointe du cœur déviée à gauche. Dédoublement du 2e bruit.

a) 26 août. Pt 21. Pouls 72 (fig. 11),		Loi de Marey
après douche progressive.		confirmée
Pt 22. Pouls (68 fig. 12).		(en sens inverse).

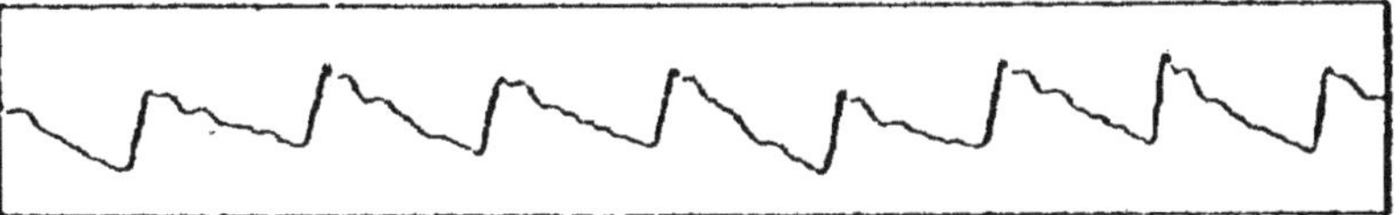

Fig. 11.

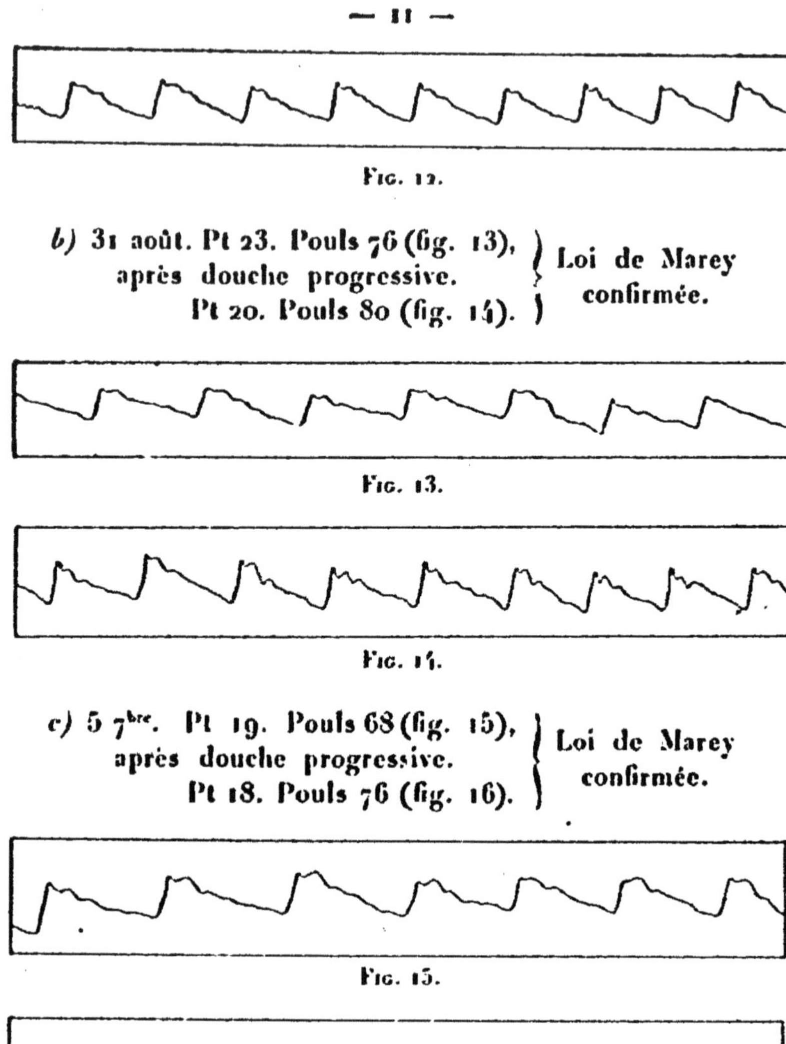

Fig. 12.

b) 31 août. Pt 23. Pouls 76 (fig. 13), après douche progressive. Pt 20. Pouls 80 (fig. 14). — Loi de Marey confirmée.

Fig. 13.

Fig. 14.

c) 5 7bre. Pt 19. Pouls 68 (fig. 15), après douche progressive. Pt 18. Pouls 76 (fig. 16). — Loi de Marey confirmée.

Fig. 15.

Fig. 16.

Amélioration de l'état général. Amélioration des bruits

du cœur. Disparition du dédoublement du 2e bruit. Abaissement de la pression artérielle.

6e M. B..., angineux (à crises répétées mais légères), hypertension artérielle (presclérose).

a) 23 août. Pt 21. Pouls 84 (fig. 17), après douche progressive. Pt 20. Pouls 88 (fig. 18). — Loi de Marey confirmée.

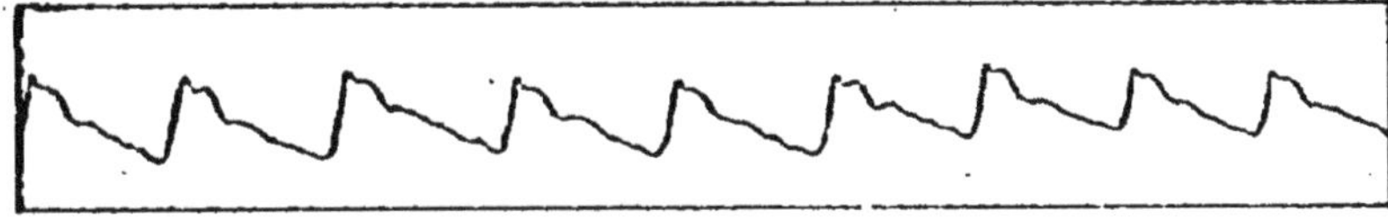

Fig. 17.

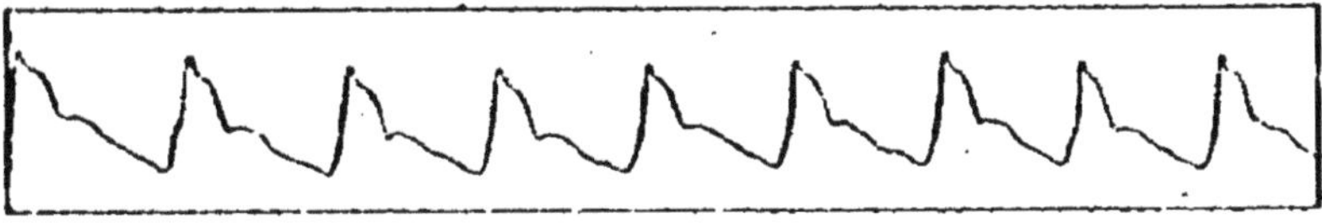

Fig. 18.

b) 25 août. Le malade déclare qu'il a eu beaucoup moins de crises.

Pt 19. Pouls 76 (fig. 19). après douche progressive. Pt 18. Pouls 84 (fig. 20). — Loi de Marey confirmée.

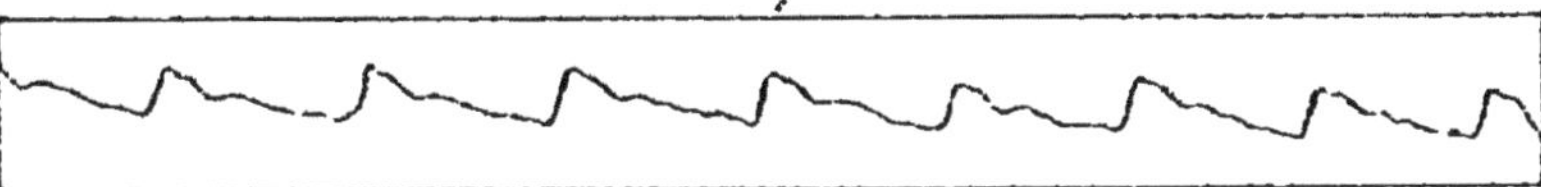

Fig. 19.

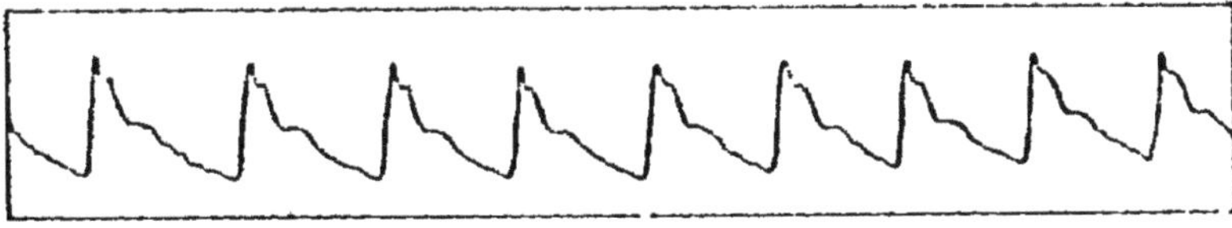

Fig. 20.

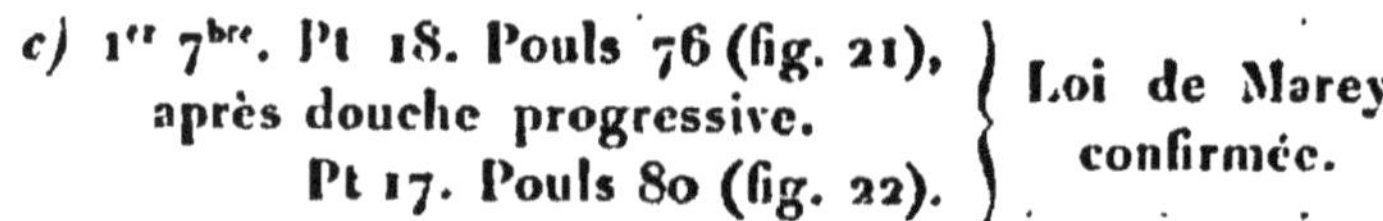

c) 1er 7bre. Pt 18. Pouls 76 (fig. 21), après douche progressive. Pt 17. Pouls 80 (fig. 22). — Loi de Marey confirmée.

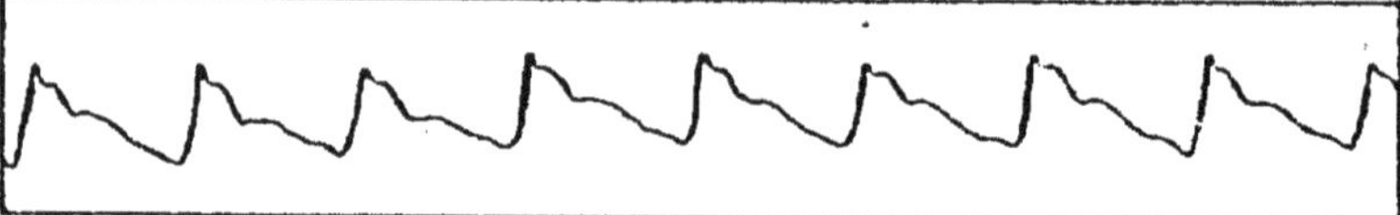

Fig. 21.

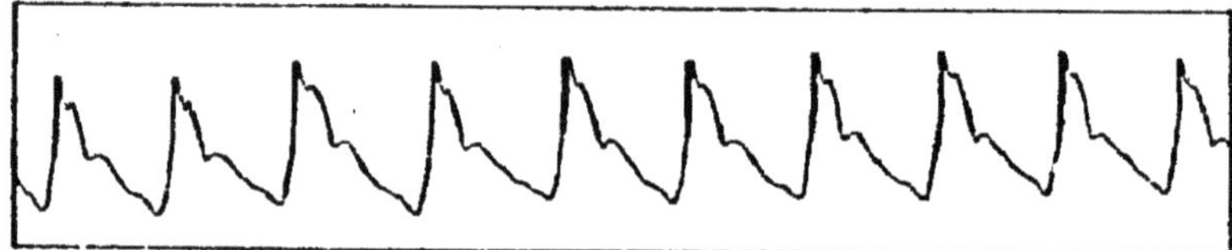

Fig. 22.

Amélioration. Abaissement de la pression artérielle.

7° M. G... Neurasthénie à forme spasmodique, hypertension artérielle. Céphalée persistante.

a) 9 août. Pt 24. Pouls 80 (fig. 23), après douche progressive. Pt 20. Pouls 92 (fig. 24). — Loi de Marey confirmée.

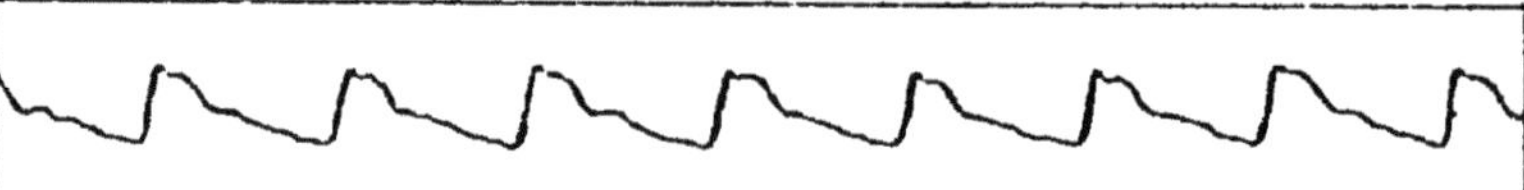

Fig. 23.

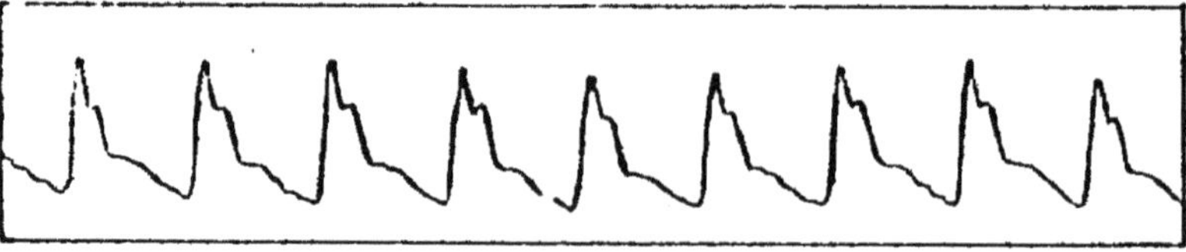

Fig. 24.

b) 16 août. Pt 21. Pouls 84, après douche progressive. Pt 20. Pouls 88. } Loi de Marey confirmée.

Amélioration. Abaissement de la pression artérielle. Diminution considérable de la céphalée.

8° M. D... Angine de poitrine. Douleur rétrosternale constante s'exaspérant par la marche et les mouvements.

31 juillet. Pt 20. Pouls 84 (fig. 25), après douche progressive. Pt 18. Pouls 84 (fig. 26). } Loi de Marey incomplètement vérifiée.

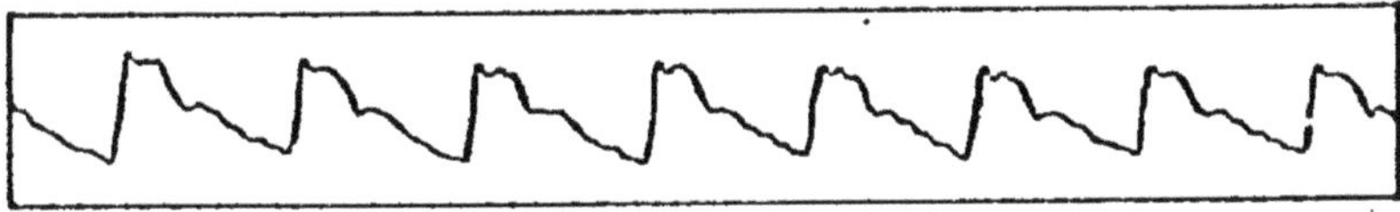

Fig. 25.

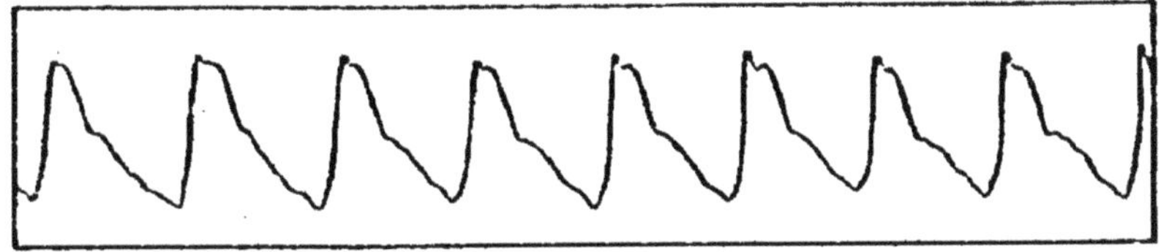

Fig. 26.

Malade soulagé par la douche est repris le lendemain d'un accès assez violent, et quitte Vichy au bout de quelques jours.

9° M. l'abbé D..., diabétique, fausse angine de poitrine, soumis à des douches progressives qui l'améliorent.

6 août. Se présente à la douche en état de crise subaiguë; la douleur retrosternale disparaît après la douche, et le tracé montre qu'il y a eu vaso-dilatation, ce

qui permet de supposer un abaissement de la pression artérielle, qui n'a pu être mesurée (fig. 27 et 28.)

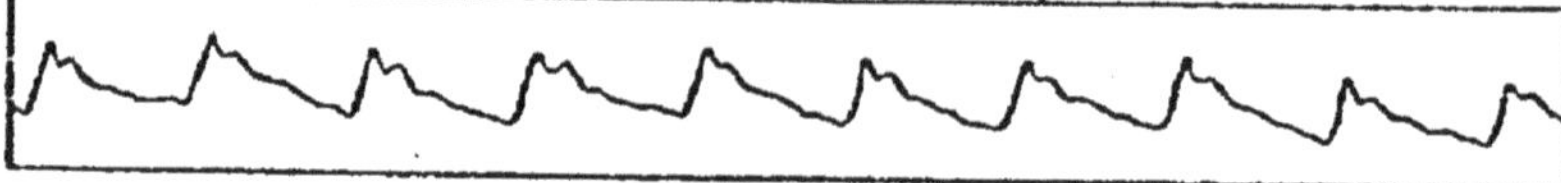

Fig. 27.

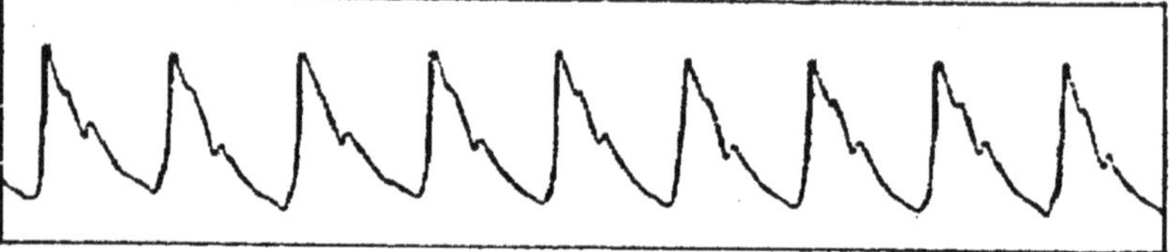

Fig. 28.

10° M. P..., neurasthénique — assez déprimé — accuse comme principal symptôme subjectif des palpitations presque constantes.

a) 23 juillet. Pt 15. Pouls 88 (fig. 29), après douche progressive. Pt 15. Pouls 84 (fig. 30).	Loi de Marey incomplètement confirmée.

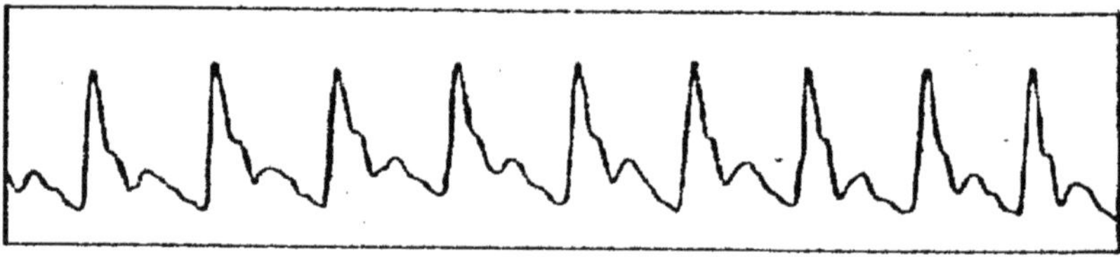

Fig. 29.

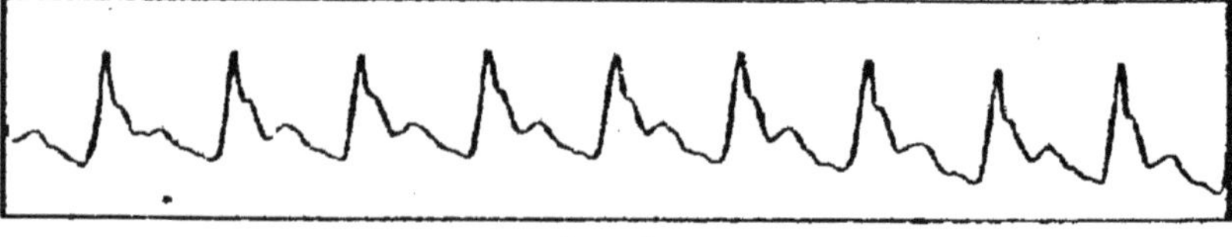

Fig. 30.

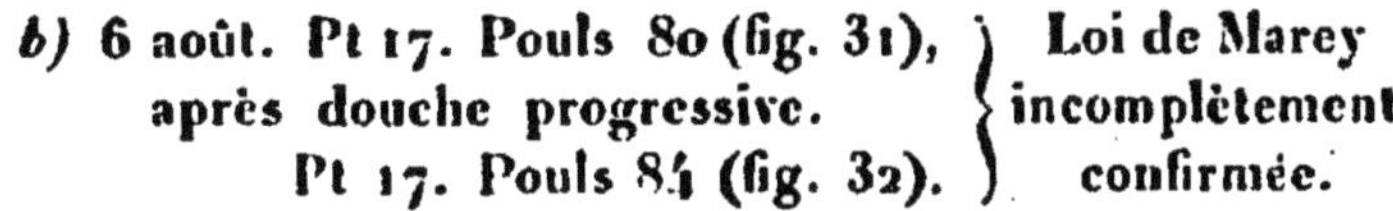

b) 6 août. Pt 17. Pouls 80 (fig. 31), après douche progressive. Pt 17. Pouls 84 (fig. 32).	Loi de Marey incomplètement confirmée.

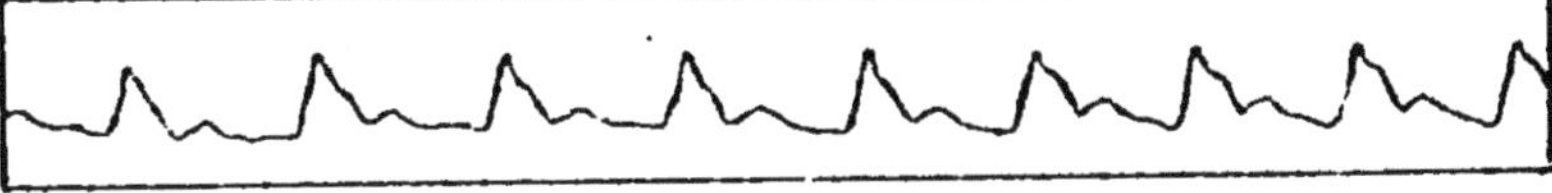

FIG. 31.

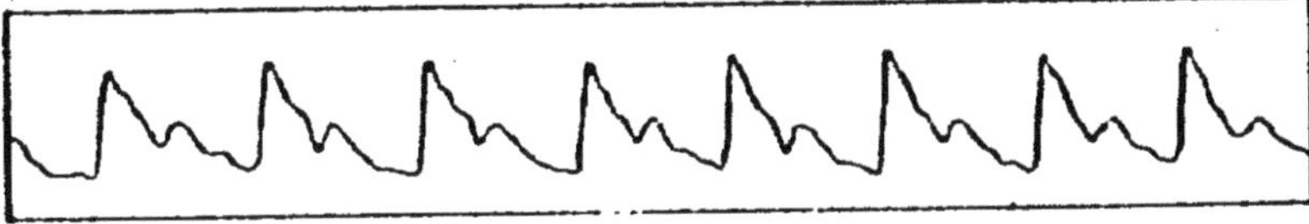

FIG. 32.

Amélioration de l'état général. Disparition des palpitations.

11° Dr L... Neurasthénie, troubles cardiaques nerveux d'origine tabagique, déjà soignés l'année dernière et améliorés par une cure à Vichy avec hydrothérapie.

18 juin. Pt 20. Pouls 76 (fig. 33), après douche progressive. Pt 17. Pouls 68 (fig. 34).	Loi de Marey contredite.

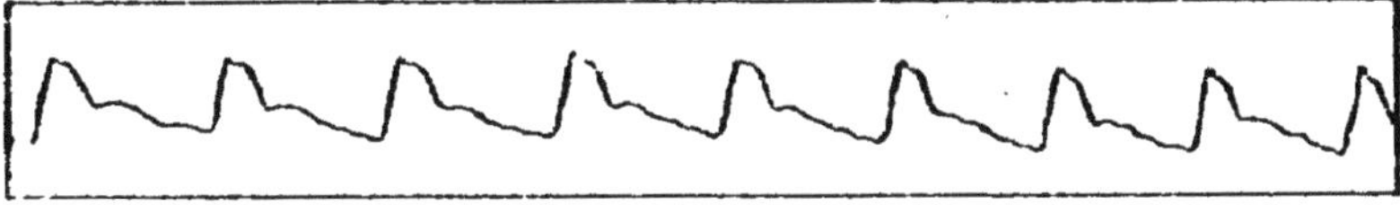

FIG. 33.

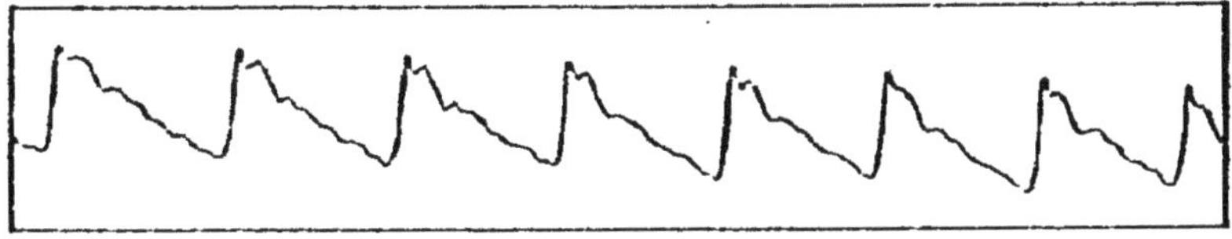

FIG. 34.

Ce malade se maintient dans cet état de circulation pendant toute sa cure à Vichy.

12° Dr M..., nerveux, insomnie, fatigue facile, spasme pharyngé à la suite de surmenage.

a) 20 mai. Pt 17. Pouls 64 (fig. 35), après douche progressive. Pt 16. Pouls 68 (fig. 36).	Loi de Marey confirmée.

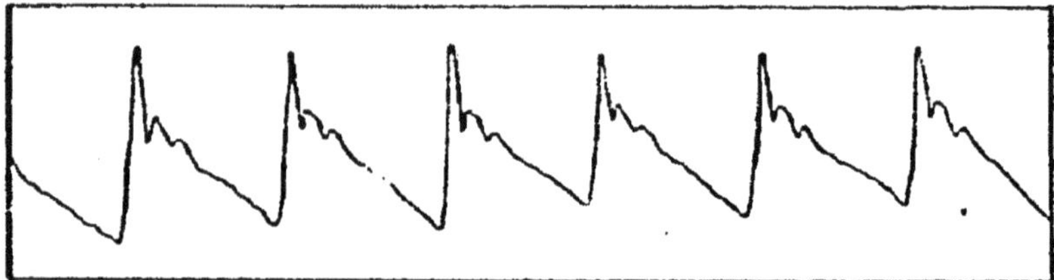

Fig. 35.

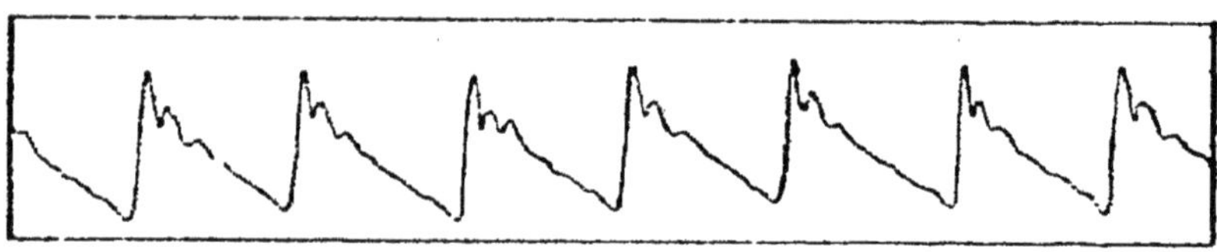

Fig. 36.

b) 2 juin. Pt 15. Pouls 60 (fig. 37). après douche progressive jusqu'à l'eau froide. Pt 14. Pouls 60 (fig. 38).	Loi de Marey confirmée.

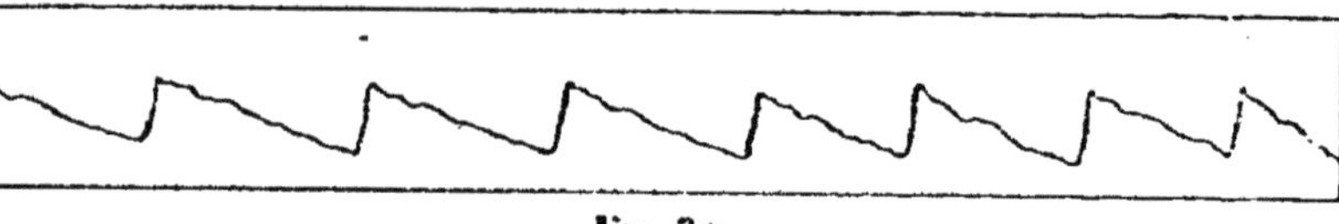

Fig. 37.

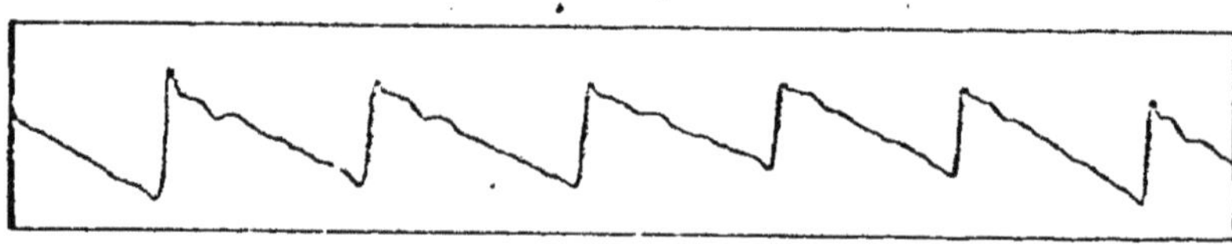

Fig. 38.

Malade très amélioré, insomnie vaincue.

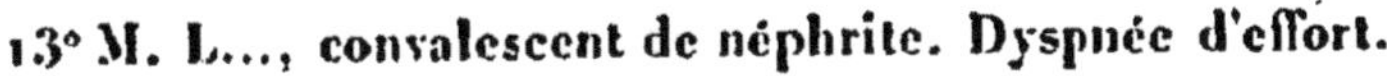

13° M. L..., convalescent de néphrite. Dyspnée d'effort.

a) 23 mai. Pt 21. Pouls 96 (fig. 39), après douche progressive. Pt 21. Pouls 100 (fig. 40). } Loi de Marey confirmée incomplètement.

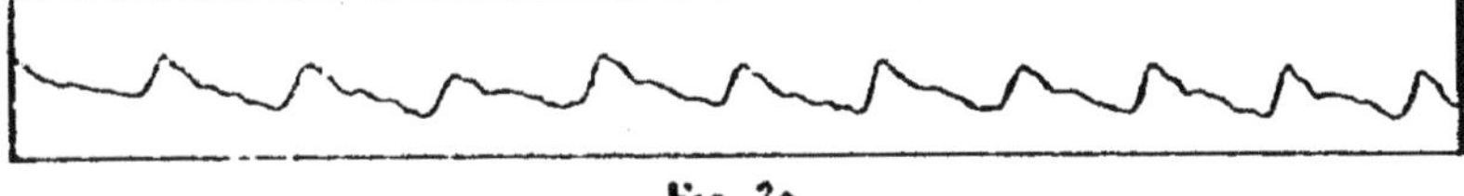

FIG. 39.

FIG. 40.

b) 26 mai. Pt 20. Pouls 96, après douche progressive. Pt 19. Pouls 100. } Loi de Marey confirmée.

c) 8 juin. Pt 22. Pouls 92, après douche progressive. Pt 20. Pouls 96. } Loi de Marey confirmée.

14° M. L. de la D... Diabète. Néphrite. Emphysème, œdème des membres inférieurs. Pas de signes d'auscultation au cœur. Tachycardie.

23 mai. Pt 18. Pouls 108, après douche tiède. Pt 15. Pouls 112. } Loi de Marey confirmée.

Le malade prend une série de douches, aucune amélioration.

15° M. L..., diabétique gras. État général très bon.

a) 8 mai. Pt 25. Pouls 88, après douche progressive jusqu'à 12°. Pt 22. Pouls 84. } Loi de Marey contredite.

b) 28 mai. Pt 18. Pouls 84 (fig. 41), après douche froide. Pt 20. Pouls 88 (fig. 42). } Loi de Marey non confirmée.

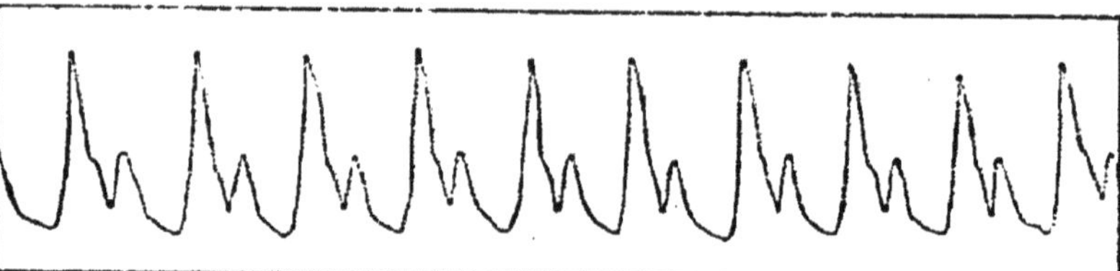

Fig. 41.

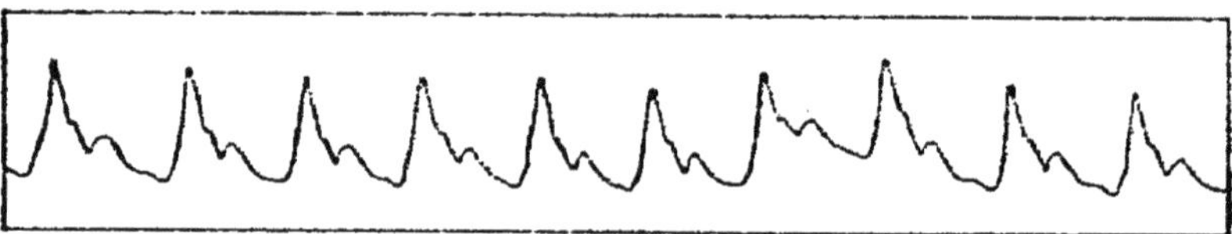

Fig. 42.

Amélioration. Diminution considérable du sucre dans les urines.

16° Dr P..., neurasthénique, parfois sensation de constriction rétrosternale, quelques intermittences.

2 juin Pt 15. Pouls 60, après douche progressive jusqu'à 12°. Pt 17. Pouls 56. } Loi de Marey confirmée (en sens inverse).

Diminution du nombre des intermittences.

17° Dr H... Ictère chronique. Cœur et vaisseaux en très bon état.

11 juin. Après une marche pendant la digestion du repas de midi et par un jour de très grande chaleur.

Pt 16,5. Pouls 100. après bain de lumière et douche tiède. Pt 13. Pouls 104. } Loi de Marey confirmée.

18° Mme D... Neurasthénie avec état spasmodique : hypertension artérielle. Parfois agoraphobie.
A déjà pris des douches qui l'ont beaucoup fatiguée, et l'auraient obligée à un repos au lit de plusieurs jours.

a) 8 juin. Pt 21. Pouls 84 (fig. 43), après douche progressive. Pt 22. Pouls 80 (fig. 44).	Loi de Marey confirmée (en sens inverse).

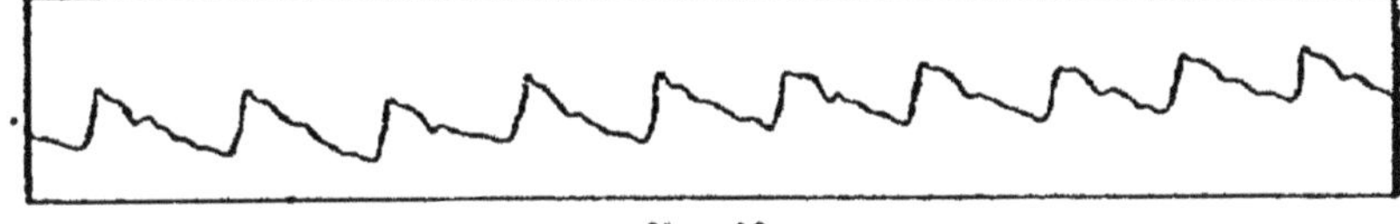

Fig. 43.

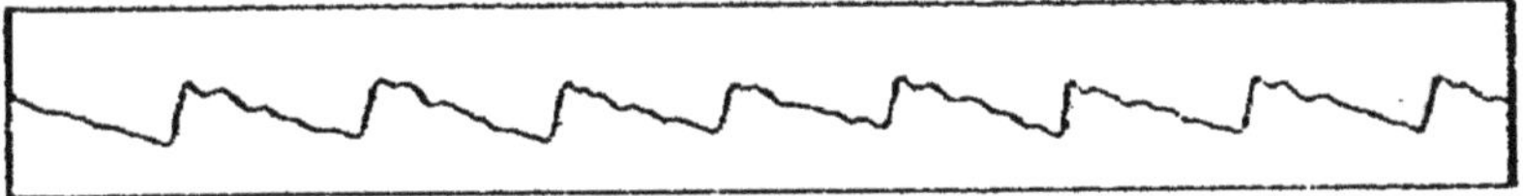

Fig. 44.

La malade est très vite améliorée, et présente le jour de son départ l'observation suivante.
b) 21 juin. Pt 16. Pouls 72 (fig. 45.)

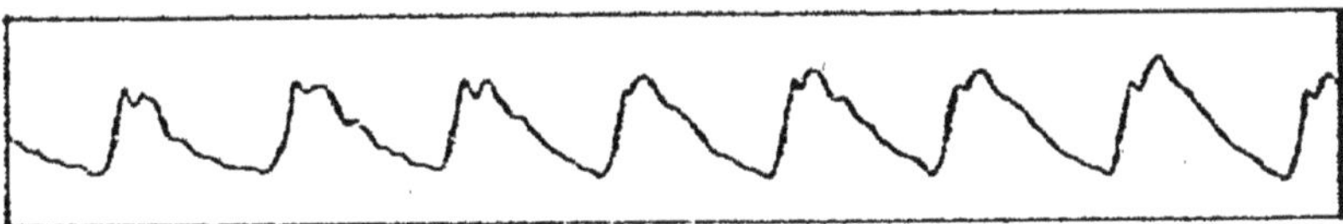

Fig. 45.

19° M. P... Diabète, gravelle, eczéma, rhumatismes. Intermittences cardiaques. Pouls lent le matin, assez fréquent l'après-midi.

a) 8 juin. Pt 25. Pouls 82 (fig. 46), après douche progressive tempérée. Pt 24. Pouls 88 (fig. 47).	Loi de Marey confirmée en apparence seulement.

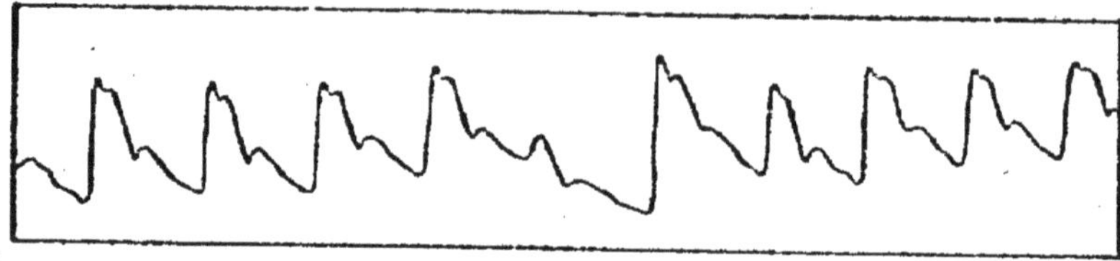

Fig. 46.

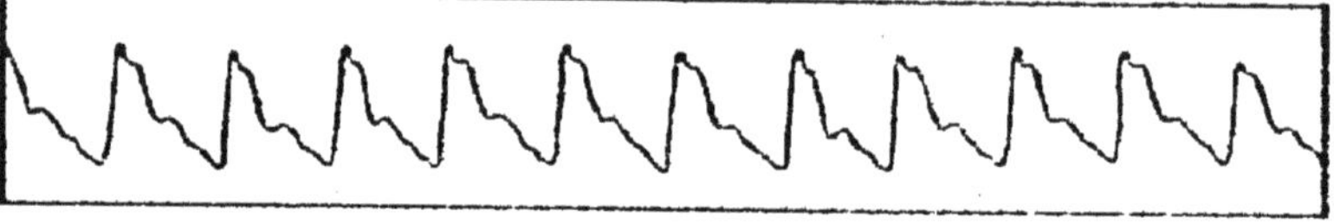

Fig. 47.

Les intermittences (12 à la minute) ont disparu du fait de la douche.

b) 19 juin. Pt 23. Pouls 68 (fig. 48), après douche progressive tempérée.	}	Loi de Marey vérifiée
Pt 22. Pouls 76 (fig. 49).	}	en apparence seulement.

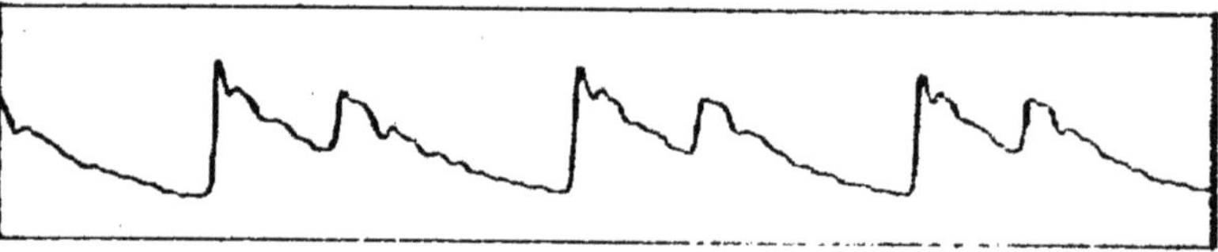

Fig. 48.

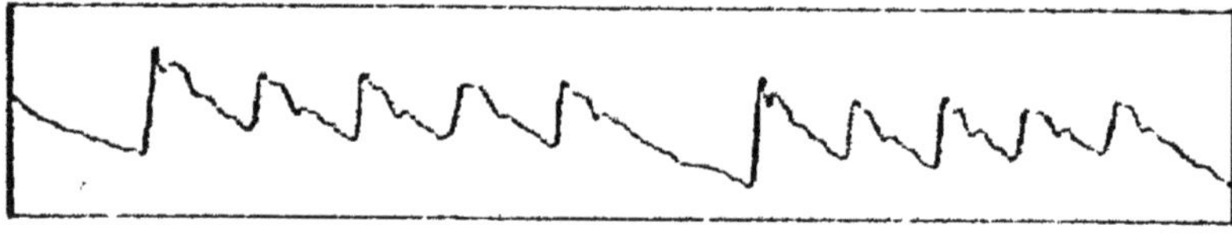

Fig. 49.

20° Mme L..., dyspeptique avec intermittences réflexes d'origine gastrique depuis longtemps fait des cures à Vichy, et se soumet chaque année à l'hydrothérapie froide qui l'améliore beaucoup.

20 juillet. Pt 18. Pouls 72.
après douche froide.
Pt 16. Pouls 78.
} Loi de Marey confirmée.

21° Dr V..., diabétique gras, très sanguin, mais cœur et vaisseaux en bon état.

11 juin. Pt 17. Pouls 84,
après sudation et douche froide.
Pt 16. Pouls 88.
} Loi de Marey confirmée.

22° Mr A..., diabétique, circulation satisfaisante, malgré intermittences très habitué à l'eau froide qui l'améliore toujours. Habitué de Vichy.

9 juin. Pt 22. Pouls 88 (fig. 50).
après douche froide.
Pt 20. Pouls 92 (fig. 51).
} Loi de Marey confirmée.

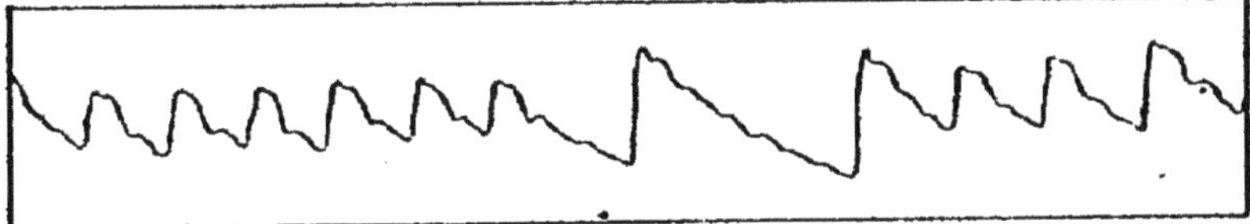

Fig. 50.

Fig. 51.

Diminution des intermittences.

Interprétation des résultats. — De l'examen de ces résultats on voit que sur 41 cas la loi de Marey est confirmée 27 fois et contredite 6 fois ; il reste 8 cas particuliers où elle n'est ni confirmée ni contredite ou confirmée en apparence seulement. Nous allons donner de tout cela l'interprétation physiologique que nous croyons convenir.

1° *Cas où la loi de Marey est confirmée.* — Dans la plupart des cas, elle l'est par un abaissement de la Pt, s'accompagnant d'augmentation de la fréquence du pouls, et de l'amplitude du tracé, ou Pv. On peut dire alors qu'il s'est passé les phénomènes suivants :

La vaso-dilatation obtenue par relâchement des fibres musculaires des vaisseaux a diminué la résistance des artères ; leur paroi s'est laissé soulever plus facilement par l'onde systolique, et le tracé a pris une plus grande amplitude, ce qui montre l'augmentation de la Pv. La Pv devient ainsi un élément intéressant à observer.

La Pv dépend de 3 facteurs 1° de la durée de la phase diastolique pendant laquelle les ventricules se remplissent; 2° de la pression artérielle qui mesure l'obstacle à la déplétion ventriculaire; 3° de la puissance des systoles employées à surmonter cet obstacle.

Dans cette série d'observations que nous présentons, quel est celui de ces trois facteurs qui est en cause dans l'augmentation de la Pv? Est-ce la durée de la phase diastolique pendant laquelle ces ventricules se remplissent ? Non, puisque le nombre des pulsations à la minute augmente et que par suite la phase diastolique diminue de durée.

Est-ce la puissance des systoles ? Non sans doute, puisque la Pt a diminué. Elle aurait augmenté, si l'augmentation de la Pv n'était due qu'à l'accroissement des forces des systoles.

Est-ce la pression artérielle elle-même qui agit par son affaiblissement ? Evidemment, puisque la Pt a diminué et que la Pv a augmenté, c'est que le 2° élément composant de la Pt a diminué, puisque Pt = Pv + Pc. — La Pc ayant diminué par le relâchement des vaisseaux, le cœur lance son ondée avec plus de facilité, sans développer une énergie plus grande ; on dit que son travail est allégé.

En effet, le *travail du cœur* est obtenu en multipliant le *débit* par la *pression* du sang dans l'aorte.

Le débit du sang s'exprime par le produit du volume de l'ondée sanguine systolique par le nombre des systoles.

Que deviennent ces éléments dans nos observations? Le débit ne semble pas être modifié : en effet, lorsque le nombre des systoles augmente le volume de chaque ondée diminue puisque la phase diastolique de réplétion des ventricules devient plus courte. On peut donc admettre pour simplifier les choses que cette variation en sens inverse des deux éléments : volume de l'ondée systolique et nombre des systoles, n'en modifie pas le produit : Le débit reste sensiblement le même.

Quant à l'autre élément du travail du cœur : la pression du sang dans l'aorte, elle peut s'exprimer par le poids d'une colonne de mercure dont la hauteur mesurerait cette pression, et dont la base serait la surface de l'orifice aortique. Or, dans nos observations la diminution de la pression artérielle à la périphérie s'accompagne nécessairement d'une diminution de pression dans tout le système artériel, y compris l'aorte.

Ainsi, d'une part le débit du sang peut être considéré comme n'ayant pas varié, et la pression du sang dans l'aorte a diminué ; le produit de ces deux éléments, *ou travail du cœur* est donc moins grand. Ce qui veut dire que le cœur est soumis à un travail moins intense.

Nous avons admis plus haut que le débit restait le même quand il y avait accélération de battements du cœur et diminution de la pression du sang, — supposant que chaque ondée sanguine était de plus petit volume quand leur nombre augmentait. Mais si cependant il arrivait que vu la diminution des résistances opposées au cœur, les ondées systoliques augmentent de volume tout en augmentant de fréquence, le débit serait alors augmenté. Le travail du cœur le serait-il ?

Nous croyons que dans ce nouveau cas le travail du cœur ne serait pas plus considérable, puisque la résistance aurait diminué, et que le produit de la résistance diminuée par le débit sanguin augmenté fournirait un chiffre sensiblement le même qu'avant les variations de ces deux éléments. Mais alors c'est *la vitesse* du courant sanguin qui serait augmentée. En effet, en vertu des lois d'hydrodynamique, lorsque la pression diminue, par suite de la diminution des résistances périphériques, la vitesse augmente.

En résumé, dans les observations qui confirment la loi de Marey la vaso-dilatation artérielle, produite par la douche, amène au bout de quelques minutes une diminution de résistance qui diminue le travail du cœur, si le débit sanguin n'est pas modifié, ou qui, sans modifier le travail du cœur, augmente le débit de la circulation. Mais dans aucun cas, le travail du cœur n'est augmenté.

D'autres cas présentent une confirmation de la loi de Marey, mais en sens inverse du précédent, c'est-à-dire qu'il s'est produit une vaso-constriction avec augmentation de la Pt, de la Pc, diminution de la Pv et diminution de la fréquence du pouls.

Ainsi *la malade n° 2 (d)* après avoir eu sa Pt abaissée par la douche progressive à plusieurs reprises, arrive un matin avec Pt moins élevée qu'à l'habitude, et la même douche lui élève sa pression sanguine, en resserrant les vaisseaux à ce moment un peu dilatés sous une influence que nous ignorons mais qui pourrait être par exemple un exercice physique ou une marche.

La malade n° 5 (*a*) présente les mêmes phénomènes à sa première douche, parce que ses vaso-moteurs n'étaient pas encore entraînés à réagir rapidement à la vaso-constriction du début par une vaso-dilatation compensatrice, et nous l'avons observée à un moment où ses vaisseaux étaient resserrés. Dans la suite la malade confirma la loi de Marey dans le sens le plus habituel.

La malade n° 17 confirme la loi de Marey en sens inverse sous l'influence d'une douche progressive atteignant l'eau froide, ce qui explique la vaso-constriction obtenue. Sa Pt, peu élevée 15, atteint 17 après la douche, résultat qui ne peut être envisagé comme nuisible.

La malade n° 19 présente également après sa douche une augmentation de la Pt ce qui doit être attribué comme chez les malades n° 2 et n° 5, à un effet primaire, puisque l'amélioration obtenue dans les jours suivants se traduit par une diminution de la Pt, la malade qui est neurasthénique avec état spasmodique de ses vaisseaux, ayant obtenu du traitement un effet sédatif.

2° *Cas où la loi de Marey n'est confirmée qu'en partie, ou en apparence, ou non contredite.*

Malade n° 8. — Chez ce malade la diminution de la Pt ne s'accompagne pas d'augmentation de la fréquence du pouls. La loi de Marey ici n'est ni vérifiée ni contredite. — Cependant Pt a diminué, Pv a augmenté, Pc a diminué, par conséquence la circulation est améliorée par diminution du travail du cœur.

Malade n° 10. — Chez ce malade la loi de Marey qui n'est pas confirmée, en apparence, l'est cependant en réalité si l'on observe le tracé.

En effet dans son observation *a*, on constate une diminution du chiffre du pouls, sans variation de la Pt; mais Pv a diminué, et par suite Pc a augmenté, ce qui dénote une vaso-constriction, et par conséquent une augmentation de résistance qui explique le ralentissement du pouls; la loi de Marey est donc confirmée en réalité. Dans l'observation *b*, le malade très amélioré, a une Pt plus élevée, du fait de ses 15 jours de traitement. La douche progressive jusqu'à l'eau froide ne modifie pas Pt, mais augmente Pv en diminuant Pc et accélère le pouls : ce qui confirme la loi de Marey.

On peut interpréter ce changement complet dans le mode de réaction du malade comme un signe d'amélioration : la Pt n'est pas élevée (15), le tracé est d'assez grande amplitude, donc Pv élevée, donc vaso-dilatation (chez un neurasthénique). Après 15 jours de douches progressives jusqu'à l'eau froide, quotidiennes, Pt est plus élevée, Pv a diminué, donc vaso-dilatation habituelle remplacée par un état de tonus vasculaire sensiblement normal et d'accord avec l'amélioration de l'état général.

Malade n° 12. — Ici la loi de Marey est vérifiée en apparence, mais il s'agit cependant d'un cas à considérer spécialement. En effet, Pt a diminué, le pouls s'est accéléré, mais Pv a également diminué. On ne peut expliquer ce résultat que par une action directe sur le cœur. En effet ce malade présente au début un tracé de très grande amplitude, à crochet accusé qui dénote une systole un peu nerveuse. Ce malade est un nerveux, insomnique. Les troubles nerveux ont rapidement disparu, et plus tard il présente un état circulatoire voisin de la normale : tracé moins ample, à crochet moins élevé. Ce résultat a été obtenu avec des douches progressives se terminant toutes par de l'eau froide. Cependant il ne confirme pas la loi de Marey, quand il est en bon état, parce que son pouls ne s'accélère pas quand sa pression (Pt ou Pv) diminue ; c'est qu'il s'agit ici sans doute d'un trouble nerveux dans le rythme du cœur, qui est toujours assez lent chez ce malade.

Malade n° 13. — l'Observation (*a*) semble ne pas confirmer la loi de Marey, mais la vérifie cependant parce que si

Pt n'a pas varié, du moins Pv a augmenté, donc Pc a diminué et par suite la résistance vasculaire a diminué ; ce qui explique l'accélération du pouls. D'ailleurs chez ce malade toutes les autres observations confirment la loi de Marey, ce qui tendrait a prouver que la première douche n'avait pas suffi à donner à l'appareil cardiovasculaire une réactivité qu'il a obtenue dans la suite.

Malade n° 15. — Observation *b*. Pt a augmenté, Pv a diminué et Pc augmenté, alors que le chiffre du pouls n'a pas varié. La loi de Marey n'est donc ni confirmée ni contredite. Avant la douche ce malade présentait une vaso-dilatation considérable (tracé très ample, crochet accusé, dicrotisme), à la suite d'une marche assez longue un jour de grande chaleur; dans ces conditions l'eau froide a produit chez lui une vaso-constriction énergique avec augmentation de Pt et de Pc et diminution de Pv. On pouvait s'attendre à ce que le pouls ait diminué; or il n'en est rien, il n'a pas varié. S'agit-il là d'un trouble dans le rythme cardiaque? Trouble nerveux, fonctionnel, s'il existe, car ce malade ne présente rien de particulier à l'auscultation, et le seul signe d'éréthisme cardiaque qu'on peut trouver chez lui est un tracé à grande amplitude, à crochet et dicrotisme accusés. Ces signes, joints à l'élévation habituelle de la Pt, témoigneraient que celle-ci est due non pas à la résistance artérielle (qui s'accompagnerait plutôt d'un tracé à plateau) mais à l'énergie systolique, énergie qui serait ici l'indice d'un trouble nerveux. Dans ce cas la cause de la non-confirmation de la loi de Marey serait tout entière dans un trouble de fonctionnement de l'appareil nerveux du cœur, trouble que cette non-confirmation permettrait alors de dépister.

Malade n° 19. — Chez ce malade la loi de Marey est vérifiée, en apparence seulement. En effet Pt a diminué et le pouls s'est accéléré, mais Pv a diminué, ce qui prouverait que Pc a augmenté; dans ce cas on aurait une accélération du pouls avec augmentation des résistances vasculaires. On peut supposer encore que Pc n'ayant pas varié, Pv a varié seule, par effet direct de l'hydrothérapie sur le cœur, par diminution d'énergie de chaque systole. C'est en effet ce que nous conclurions si ce malade n'avait des intermittences, que la douche a fait disparaitre (*a*) ou bien a considérablement diminuées (*b*). Ces intermittences, qui sont vraies, témoignent d'un trouble d'innervation Sont-elles dues à l'hésitation du cœur devant une résistance trop forte, où à un défaut d'excitation du muscle cardiaque par une pression intraventriculaire trop élevée? La première hypothèse parait la plus vraisemblable, vu la pression artérielle élevée : 25. Après une intermittence le cœur, qui s'est en somme reposé, en reculant devant sa tâche, a repris une énergie nouvelle, qui se traduit par une systole plus forte, et une Pt plus élevée, puis les systoles suivantes s'égalisent : le tracé (fig. 46) montre bien ces phénomènes. Après la douche, les intermittences ont disparu (*a*) ou considérablement diminué (*b*). Nous admettons qu'il en est ainsi parce que Pt et Pc ont diminué en même temps, et que par suite de la diminution des résistances opposées au cœur, celui-ci a fourni plus facilement un meilleur travail.

Malade n° 22. — Celui-ci peut être rapproché du précédent. Il présente également des intermittences vraies que la douche froide fait disparaitre, par le même mécanisme de diminution des résistances vasculaires, pour lui permettre de fournir ensuite un tracé un peu inégal d'abord, mais qui se régularise au bout de quelques jours, et s'accorde avec une amélioration de l'état général, et une diminution du sucre dans les urines, chez ce diabétique qui fait chaque année une cure à Vichy.

3° *Cas où la loi de Marey est contredite.*

La loi de Marey est contredite lorsque la Pt diminuant le pouls se ralentit en même temps.

Malade n° 1 (a). — A la première douche prise par cette malade à Pt élevée (douche progressive sans eau froide) la Pt diminue et le pouls se ralentit. N'ayant pu prendre son tracé après la douche, nous ne savons quelle a été la variation de la Pv, ni par suite, de la Pe, et nous ne pouvons interpréter ce cas. Nous ne pouvons pas davantage incriminer une cause d'origine cardiaque, puisque cette malade n'a aucun symptôme de ce côté, et que, d'autre part, les observations *b, c, d* qu'elle fournit ensuite confirment la loi de Marey, et montrent une diminution de la Pt. Disons seulement, pour expliquer le fait anormal du début, que cette malade étant âgée, la réaction du cœur et celle des vaisseaux ne se sont pas faites parallèlement, synchroniquement, le cœur restant en retard sur les vaisseaux. Plus tard l'accord s'est fait et la réaction est devenue normale, physiologique.

Malade n° 2 (a). — Les mêmes faits et les mêmes commentaires peuvent être répétés pour cette malade, qui plus tard, après avoir confirmé la loi de Marey (*b, c*) finit par présenter une Pt sensiblement inférieure à celle du début (15 au lieu de 22) et confirme alors la loi de Marey en sens inverse (*e*) bien que la même formule de douche lui ait été appliquée. On peut dire qu'à ce moment elle a reconquis la souplesse réactive de son appareil vasculaire, et que, sous l'effet des excitations que ce dernier reçoit, il tend à réagir vers un optimum qui est un état de tonicité normale.

Malade n° 3. — Mêmes faits et mêmes commentaires que pour la malade n° 1.

Malade n° 4 (b). — Nous ne pouvons expliquer le résultat fourni par cette malade.

Malade n° 11. — Nous devons rappeler que ce malade a suivi l'année précédente un traitement thermal et hydrothérapique pour des troubles cardiaques subjectifs (angoisse précordiale) d'origine tabagique, s'accompagnant d'une Pt faible (14) et d'un tracé de faible amplitude, à sommet très arrondi dénotant une faiblesse de la systole, due non à la résistance vasculaire, puisque la Pt est faible, mais plutôt à la faiblesse myocardique causée non pas par une modification dans la constitution du muscle cardiaque mais plus probablement par un trouble fonctionnel d'innervation. Ce malade avait été très amélioré par des sudations suivies de douches progressives atteignant l'eau froide (1). Cette année il est revenu en bien meilleur état : Pt = 17 à 20 en moyenne que la douche progressive abaisse de 15 à 17.

Tracé normal. — Cependant il contredit la loi de Marey, sans doute parce que chez lui c'est à l'organe central de la circulation qu'est le trouble, et son rythme ne varie pas dans le sens normal, physiologique.

Malade n° 15 (a). — Nous avons déjà vu ce malade ne vérifier qu'incomplètement la loi de Marey (*b*), et nous avons interprété cela comme un indice d'un trouble cardiaque nerveux. Cette hypothèse semble se vérifier par ce fait que le malade présente (*a*) une observation contredisant la loi de Marey : abaissement de Pt, diminution du pouls, abaissement de Pc, non-variation de Pv. Ces variations indiquent selon nous que c'est le cœur lui-même qui a été modifié dans son fonctionnement, d'une façon sédative. C'est cette sédation qui produit la diminution de Pt ; et cette action élective sur le cœur d'une application hydrothérapique générale est une faveur de l'hypothèse d'un trouble fonctionnel nerveux cardiaque chez ce malade, trouble que l'auscultation ne

(1) V. *Journal de Physiothérapie*, 15 février 1906. Troubles cardio-vasculaires et hydrothérapie. — Pariset.

décèle pas, mais qui seul peut expliquer l'anomalie de sa réaction.

Résumé et conclusion. — En résumé, nous voyons que dans la plupart des cas la loi de Marey est confirmée, le plus souvent avec un effet hypotensif — et quelquefois seulement hypertensif; — mais que dans un certain nombre de cas, elle est contredite ou vérifiée incomplètement. Nous avons cherché à expliquer physiologiquement les causes de ces variations, et nous croyons pouvoir établir des conclusions générales.

Nous disons par exemple :

1° Lorsque chez un malade la réaction circulatoire consécutive à une application hydrothérapique *confirme la loi de Marey*, c'est que chez ce malade le fonctionnement du cœur, des vaisseaux et des nerfs qui les commandent est normal ou tend à se rapprocher de la normale.

2° Lorsque chez un malade la réaction circulatoire consécutive à une application hydrothérapique *contredit la loi de Marey*, ou ne la confirme pas, c'est qu'il y a chez ce malade un trouble de fonctionnement le plus souvent nerveux, et le plus souvent aussi localisé à l'appareil neurocardiaque. — Mais lorsque chez un même malade on constate, surtout au début du traitement hydrothérapique, une non-confirmation de la loi de Marey, faisant place dans la suite à une confirmation, c'est qu'il s'agit non plus d'un trouble nerveux cardiaque, mais d'un défaut de synchronisme entre la réaction du cœur et celle des vaisseaux, — défaut que l'hydrothérapie a corrigé ensuite.

3° L'observation des malades faite à la lumière de *la loi de Marey* peut donc être *utile pour vérifier l'intégrité de l'appareil cardiovasculaire dans son fonctionnement*, et cela suffirait à justifier le point de vue nouveau auquel nous nous sommes placé dans ce travail.

Cette observation de la loi de Marey ne peut être d'ailleurs qu'un adjuvant à la clinique et à l'auscultation, mais pouvant parfois pousser plus loin l'analyse des faits.

4° Il est utile de préciser ce qu'est *l'intégrité du fonctionnement* de l'appareil cardiovasculaire. Cela ne signifie pas que cet appareil est en bon état : un hypertendu n'a pas un appareil cardiovasculaire normal, mais il peut *réagir normalement* à une excitation. La vérification de la loi de Marey est une preuve que l'appareil cardiovasculaire réagit normalement, et cette réaction normale peut être aussi bien obtenue chez un cardiaque porteur de lésions d'orifices, pourvu que la compensation soit suffisante.

5° Le *sens de la réaction* peut être de deux ordres : 1° il peut être *hypotensif* : diminution de Pt, de Pc, augmentation du pouls et de Pv ; 2° il peut être *hypertensif* : augmentation de Pt, et de Pc, diminution du pouls et de Pv. Dans les 2 cas la loi de Marey est confirmée.

Le sens de la réaction dépend de deux facteurs : 1° de *l'état de la circulation* au moment de l'application hydrothérapique, 2° du *mode d'application* hydrothérapique.

6° Il importe donc de *déterminer l'état de la circulation* au moment où l'on doit procéder à un traitement hydrothérapique. On le fera très complètement par la méthode qui nous a servi ici, et qui nous permettra d'avoir une notion exacte de l'état de constriction ou de relâchement des vaisseaux. A ce point de vue, et indépendamment des valeurs en chiffres, on peut préjuger de l'état des vaisseaux au seul examen du tracé. Un *tracé de grande amplitude* avec un crochet accusé et un dicrotisme accentué indique 1° avec une Pt basse ou moyenne (12 à 15) une vaso-dilatation artérielle qui peut être l'indice d'un défaut de tonicité et réclame des applications excitantes, 2° avec une Pt élevée, un excès de force dans la systole cardiaque et réclame des applications sédatives.

Un *tracé de faible amplitude*, avec plateau et peu ou pas de dicrotisme indique 1° avec une Pt élevée une vaso-constriction artérielle spasmodique ou par sclérose et réclame des applications sédatives, 2° avec une Pt basse ou moyenne, une faiblesse myocardique, une insuffisance cardiaque (circonstanciée par d'autres symptômes) qui réclame des applications excitantes (dans des conditions de prudence extrême).

Tels sont les principaux types, entre lesquels se placent une quantité d'autres qui n'en sont que des nuances. Mais ces types suffisent à montrer que la Pv ou l'amplitude du tracé est une notion excessivement précieuse pour déterminer les indications.

7° Le sens de la réaction dépend donc de cet état initial que nous venons d'indiquer dans ces principales lignes et *du mode d'application*. On peut considérer à ce point de vue 4 principaux agents modificateurs : eau très chaude, eau chaude, eau tiède, eau froide.

L'eau très chaude a deux sortes d'effets : primaires et secondaires. Les effets primaires sont une vérification de la loi de Marey dans le sens hypertensif; les effets secondaires la vérifient dans le sens hypotenseur.

L'eau chaude produit les mêmes effets, mais moins accusés, la phase d'hypertension notamment est beaucoup moins intense et beaucoup moins longue.

L'eau tiède n'a pas (ou très peu) d'effet primaire hypertenseur, elle est manifestement hypotensive.

L'eau froide a, comme l'eau très chaude, des effets primaires hypertenseurs, suivis d'effets secondaires hypotenseurs.

Dans ces 4 modes très différents d'application le résultat final est de l'hypotension, au moins dans la plupart des cas, et à des degrés divers. Pour préciser disons que ce résultat final est celui qu'on observe au bout de 10 à 20 minutes, sous la seule influence de la douche.

8° Il en résulte qu'une des *principales indications* de l'hydrothérapie est *l'hypertension artérielle*. Mais l'obstacle est la phase hypertensive du début de la douche accusée surtout avec l'eau très chaude et l'eau froide. On tourne la difficulté par l'application de *douches progressives*, variant d'une façon insensible de 34° à 20° ou même moins selon les cas, et commençant de préférence par les parties inférieures du corps de façon à y créer une dérivation sanguine qui corrige l'hypertension que l'on pourrait provoquer sans cela dans la sphère thoracique.

9° On douchera de même les malades présentant des *phénomènes angineux*, et généralement hypertendus. Chez eux des compresses sur la région précordiale leur rendront service en dehors des douches, chaudes dans l'accès simple d'angine ou de fausse angine, froides au contraire si l'accès est provoqué par une aortite et pour combattre cette cause inflammatoire.

10° *L'éréthisme cardiovasculaire* trouvera également un traitement efficace dans la douche progressive; et l'on aura ici à remplir plusieurs indications. 1° décontracter les vaisseaux s'il y a lieu et faire disparaître ainsi une des causes d'excitation du cœur qui, au moins au début, veut lutter contre la résistance qui lui est opposée. L'eau tiède suffit à cela. 2° calmer le cœur lui-même dont la systole exagérée en énergie fournit ces traces à grande amplitude et à crochet qui sont presque toujours l'indice d'un trouble nerveux fonctionnel (quand les autres symptômes cliniques permettent de n'incriminer rien autre). Dans ce cas il est bon d'abaisser la température de la douche vers la fin jusqu'à l'eau froide qui réussit à merveille à ces nerveux.

11° *L'insuffisance cardiaque* est plus difficile à traiter. C'est dans cette classe que rentrent les malades porteurs de lésions d'orifices, et plus ou moins proches de l'asystolie. Il faut ici s'inspirer de l'état mécanique de la circulation, il faut en faire un examen sérieux : tracé, Pt ; il faut tâter la réaction par une première application tiède, limitée s'il le faut aux membres inférieurs, courte et sans trop de percussion ; puis si le résultat est satisfaisant ou même seulement s'il n'est pas fâcheux, s'enhardir en augmentant peu à peu l'action de la douche.

La plupart des indications sont justifiées par les résultats que nous avons fournis. Nous les compléterons en insistant sur la nécessité de confier ces malades à un médecin qui applique lui-même les douches, comme nous le faisons à l'Établissement thermal de Vichy, où l'hydrothérapie devient ainsi un adjuvant précieux et dont les médecins de la station usent largement pour leurs malades.

Vichy. Établissement Thermal.
10 mai 1907.

CHARTRES. — IMPRIMERIE DURAND, RUE FULBERT.

CHARTRES. — IMPRIMERIE DURAND, RUE FULBERT.

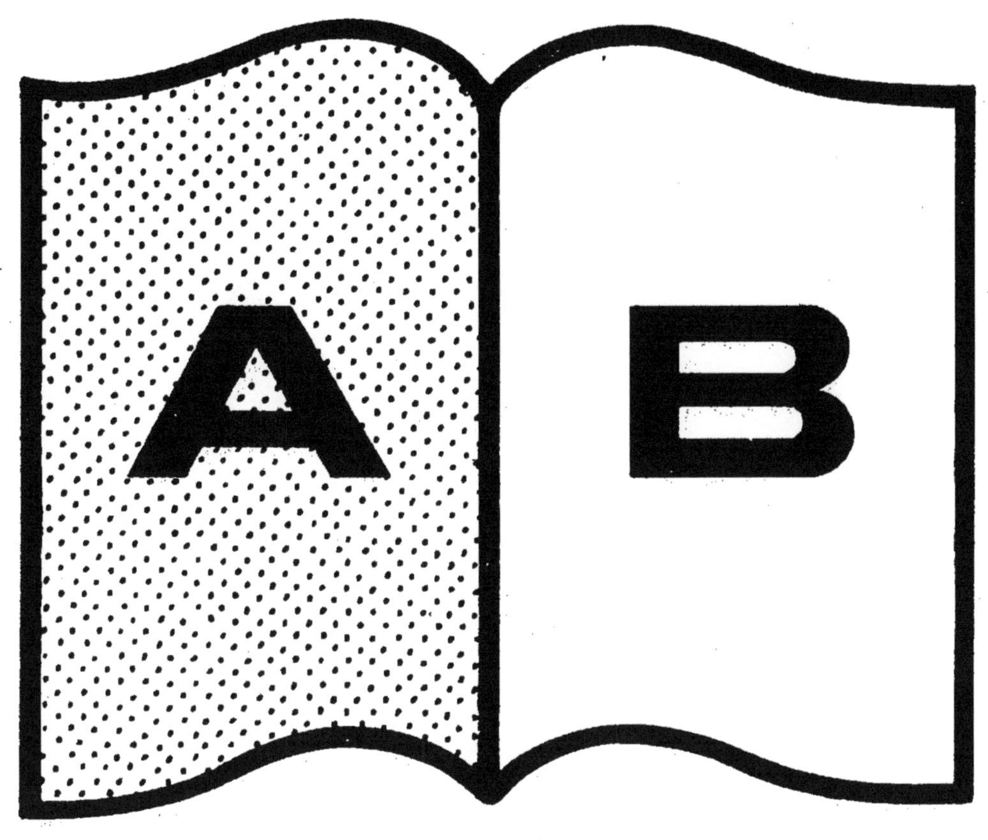

Contraste insuffisant

NF Z 43-120-14

www.ingramcontent.com/pod-product-compliance
Ingram Content Group UK Ltd.
Pitfield, Milton Keynes, MK11 3LW, UK
UKHW020357250726
13967UKWH00005B/2332

9 782012 785908